Quantenenergie in der Praxis

Sechs Schritte bis zur Heilung

Wolfgang Zimmer

Quantenenergie in der Praxis
Sechs Schritte bis zur Heilung

© 2010 - Wolfgang Zimmer
2. Auflage
ISBN: 978-3-8391-6624-6

Herstellung und Verlag:
Books on Demand GmbH, Norderstedt
Alle Rechte liegen beim Autor

Wolfgang Zimmer ist Heilpraktiker für Psychotherapie und arbeitet in seiner Praxis in Süddeutschland. Neben anderen alternativen Behandlungsverfahren wie Lichtbahnen- und Edelsteintherapie gehört die Behandlung mit Quantenenergie seit Jahren zu seiner täglichen Arbeit mit psychisch und psychosomatisch kranken Menschen.

Hinweise

Dieses Buch ist ein kleiner Ratgeber zur Arbeit mit Selbstheilungsenergien, wobei Heilung nicht im Sinne einer medizinischen Behandlung zu verstehen ist. Es geht um die Aktivierung der Selbstheilungsfähigkeit des menschlichen Organismus. Diese Fähigkeit soll mit den dargestellten Verfahren und Techniken gefördert werden. Obwohl die dargestellten und ähnliche Verfahren gut erprobt sind, kann der Autor keine Garantie für Erfolge in der Anwendung übernehmen. Jeder Anwender von Energiearbeit muss seine Arbeit eigenverantwortlich gestalten. Wir weisen darauf hin, dass in Deutschland nur derjenige Krankheiten bzw. kranke Menschen mit dem Ziel der Therapie behandeln darf, der als Arzt, Zahnarzt, Psychotherapeut oder Heilpraktiker die entsprechende Erlaubnis besitzt. Achten sie also in ihrer Arbeit bitte auf das Einhalten der gesetzlichen Grenzen und Bestimmungen. Die Vorschläge aus diesem Buch sind in keinem Fall dazu gedacht, die sorgsame Behandlung durch einen Arzt oder Heilpraktiker zu ersetzen, auch dann nicht, wenn der Anwender selbst über eine gesetzlich geregelte Heilerlaubnis verfügt. Wir verstehen die Energieanwendung als angenehme und hilfreiche Ergänzung zu anderen Behandlungsverfahren. Wenn der Begriff Heilung hier im Buch verwendet wird, ist damit vor allem die Aktivierung der Selbstheilungskräfte gemeint. In Ermangelung eines anderen gängigen Begriffes für den Vorgang energetischer Verfahren aus dem Bereich der Geistheilung und aufgrund der leichteren Verständlichkeit, verwenden wir den Heilungsbegriff daher in diesem alltäglichen Sprachgebrauch und nicht im Sinne der Medizin.

Inhaltsverzeichnis

Kann jeder heilen?

Ja, jeder kann heilen. Viele Menschen tun es jeden Tag, natürlich auf unterschiedliche Art und Weise. Manche tun es auf dem Wege der Medizin, andere durch psychotherapeutische Verfahren und wieder andere mit energetischen Techniken.

Mit diesem kleinen Ratgeber möchte ich genau diejenigen ansprechen, die gerne mit energetischen Techniken oder generell mit alternativen Verfahren arbeiten oder diese einmal ausprobieren möchten. Ich plädiere nicht dafür, die energetische Heilung mit Quantenenergie als alleinige Methode einzusetzen, obwohl es möglich ist. Ich halte nichts davon, ein Verfahren durch ein anderes gleich zu ersetzen und dann nur noch auf eine Methode zu schwören.

Sicherlich streben alle Therapeuten oder Lebensberater nach den wirksamsten Methoden. Dennoch kommt es nicht darauf an, eine einzige zu beherrschen, sondern jeder Heilmethode ihren eigenen Stellenwert zu belassen. Ich möchte sie vielmehr dazu einladen, die Methode der Quantenenergie einmal auszuprobieren. Unvoreingenommen und am besten spielerisch. Sie werden selbst erleben, wie einfach sie anzuwenden ist und wie wenig Theorie sie dazu kennen müssen. Entscheiden sie dann mit etwas Übung selbst, ob die Quantenheilung Teil Ihres Repertoires oder alleinige Methode sein soll.

Die gute Nachricht ist von Anfang an, dass sie bei der Anwendung der Quantenenergie zwar Fehler machen könnten, dass sie jedoch damit keinen Zustand und keine Erkrankung verschlimmern können oder gar neue Probleme hervorrufen können. Das beste, was sie mit Quantenenergie tun können, ist es auf jeden Fall, die Selbstheilungskräfte eines Menschen und natürlich auch ihre eigenen Selbstheilungsfähigkeiten zu aktivieren und auf diesem Wege günstige Veränderungen im Organismus anzustoßen.

Genau genommen heilen sie also nicht. Heilung legt nahe, dass wir einen aktiven und zielgerichteten Behandlungsvorgang betreiben, mit dem Ziel, eine Erkrankung oder bestimmte Beschwerden zu lindern, im besten Falle verschwinden zu lassen. Heilung im herkömmlichen Sinne braucht hierzu recht intensive Verfahren, die hiermit nicht kritisiert werden sollen. Jede Methode hat ihre Berechtigung, sofern sie den Menschen hilft.

Heilung verstehe ich in diesem Buch aus dem Blick der Geistheilung, also als Anstoßen von Selbstheilungskräften, die ein energetisches Ungleichgewicht im menschlichen Organismus, Körper wie Psyche, ausgleichen sollen. Genau darum geht es. Nicht um mehr aber vor allem auch nicht um weniger. Wenn das gelingt, wenn es möglich wird, die Kraft, die dem Organismus innewohnt und ausreicht um selbst schwere Einschränkungen, Schmerzen oder Erkrankungen zu verändern, zu aktivieren, so wird den Menschen geholfen.

Dass genau diese Aktivierung tatsächlich und dazu noch auf sehr einfache Art und Weise erreicht werden kann, möchte ich mit diesem Buch zeigen. Auch sie können diese Energie nutzen. Zapfen sie ihre eigene Heilungsenergie an und profitieren sie durch mehr Harmonie im Körper und in ihrem Geiste davon. Mehr noch: Schenken sie ihre Fähigkeit diese innere Harmonisierung anzustoßen anderen Menschen, bei denen dann der gleiche Vorgang in Gang gesetzt werden kann.

Vielleicht denken sie, dass sie das nicht können. Sie irren sich. Da bin ich mir sicher. Sie können es lernen. Es ist einfacher als sie jetzt denken. Lesen sie das Buch und probieren sie es aus!

Die Bezeichnungen Quantenenergie und Quantenheilung kommen aus der Physik, genauer gesagt aus der Quantenphysik, die sich mit Teilchenbewegungen und deren Energien und Energiefluss beschäftigt.

Mir geht es in diesem Büchlein nicht um die Erörterung der Quantenphysik oder um den wissenschaftlichen Nachweis für ihre Existenz. Es geht mir um die praktische Anwendung in der Lebensberatung, im Coaching, in der Geistheilung oder bei Heilpraktikern und Therapeuten.

An der Theorie Interessierte finden ausreichend Veröffentlichungen in diesem Bereich. Ich beanspruche nicht einmal die wissenschaftlich korrekte Verwendung der Begriffe Quantenenergie oder Quantenheilen oder des reinen Bewusstseins. Ich erkläre ihnen den Vorgang und die Wirkung dieser Energiearbeit nach meinem persönlichen Verständnis und aus meiner Erfahrung heraus. Ich arbeite als Heilpraktiker für Psychotherapie täglich in meiner Praxis mit Menschen, die psychische oder psychosomatische und damit körperliche Beschwerden haben.

Der Einsatz von Quantenenergie hat meine Arbeit so stark verändert und vor allem positiv beeinflusst, dass ich meine Erfahrungen mit ihnen teilen möchte und ihnen diese einfache und hoch wirksame Methode gerne leicht verständlich und so schnell wie möglich zur Verfügung stellen möchte. Um damit zu arbeiten und im Kontakt mit ihren Klienten das Richtige zu tun und damit zu helfen, brauchen sie nicht mehr als dieses kleine Büchlein.

Doch, vielleicht ein klein wenig mehr: etwas Neugierde und Offenheit, um die Technik selbst einmal auszuprobieren.

Aber auch alle Skeptiker sind herzlich eingeladen, ohne Glaube an die Wirksamkeit auszuprobieren und spielerisch zu lernen. Auch sie werden den Erfolg erkennen und werden sehr schnell erleben, dass die Heilung mit Quantenenergie, mit der ursprünglichen tiefen Energie, die jedem Organismus innewohnt, funktioniert.

Dieser Energie, die der Ursprung aller Energie und all unserer Gedanken ist, ist es ziemlich egal, ob wir an sie glauben oder ob wir sie überhaupt haben wollen. Sie ist einfach da. Wir müssen sie nur freisetzen. Wie einfach das sein kann, erzähle ich ihnen in diesem Buch.

Schon jetzt wünsche ich ihnen viel Spaß mit ihrer Energie. Sie werden ihn haben!

Schritt 1 - Harmonisierung

Im ersten Schritt möchte ich ihnen eine einfache Übung vorstellen, um das Streben des menschlichen Organismus nach Harmonie zu demonstrieren. Die Übung ist sehr einfach und eindrucksvoll zugleich. Probieren Sie diese am besten aus, ohne vorher weiter zu lesen.

Übung

Stehen sie auf einem Bein und heben sie dann das rechte Bein an und beginnen sie damit zu kreisen. Lassen sie das rechte Bein einfach im Uhrzeigersinn kreisen, also rechtsherum. Das geht sicher einfach. Warten sie einige Umdrehungen ab bis sich die Bewegung harmonisch anfühlt. Dann richten sie ihren Blick bitte schräg nach oben und malen sie mit der rechten Hand mehrmals die Zahl 6 in die Luft. Machen sie einfach weiter und lassen sie weiter ihr Bein kreisen. Richten sie dann den Blick nach unten auf ihr rechtes Bein und beobachten sie die Bewegung.

Erstaunlich oder? Vermutlich kreist ihr Bein immer noch, allerdings linksherum. Möglicherweise macht es auch eine Hin- und Herbewegung, dann aber auch mit der Tendenz, sich nach links zu bewegen.

Sie denken, das wäre ein fauler Bühnentrick? Gut, dann probieren sie es doch gleich noch einmal und schauen sie die ganze Zeit dabei auf ihr Bein. Malen sie die 6 immer wieder in die Luft, so dass sie ihr Bein dabei sehen können. Und nun?

Zugegeben: Mit sehr, sehr, sehr viel Übung wird es irgendwann funktionieren. Die routinierten Tänzer unter ihnen mögen mir verzeihen, denn möglicherweise gelingt es ihnen sowieso. Zumindest professionelle Tänzer trainieren häufig mit so genannten Separationsübungen, bei denen es darum geht, zwei unabhängige Bewegungen zu machen. Das kann dann zu einer neuen Harmonie im Gesamtfluss des Tanzens führen.

Was können wir von den Tänzern lernen? Nun, beim Tanzen geht es um sehr harmonische Bewegungen, denn die sehen am besten aus. Die Harmonie der einzelnen Bewegungen wird dazu benutzt ein sehr schönes Gesamtbild zu erzeugen. Bewegungen, die für sich genommen eher gegenläufig sind, können zu einem schönen Ganzen zusammengeführt werden. Das hilft uns auch. Bei der Quantenheilung geht es ja auch nicht darum, dass alles in die gleiche energetische Richtung läuft, sondern dass die Harmonie des Organismus wieder hergestellt wird. Die Balance muss wieder hergestellt werden. Ein schmerzender oder kranker Organismus befindet sich in einer Dysbalance. Was in unserer Übung so schwierig ist, ist in einem kranken Körper oder in einer kranken Psyche der Ist-Zustand. Es liegen mindestens zwei energetische Zustände oder Bewegungen vor, die sich etwa so verhalten wie ein rechtsherum kreisendes Bein und ein gleichzeitig linksherum kreisender Arm.

Was wir aus der Übung lernen können, ist Folgendes: Unser Organismus, und dazu zähle ich auch die Psyche, strebt grundsätzlich danach, eine natürliche Harmonie herzustellen. Das tun das Bein und der Arm, weil es sich stimmiger anfühlt, entweder beide rechtsherum oder beide linksherum kreisen zu lassen.

Natürlich heilt sich unser Körper nicht immer selbst. Wenn das so wäre, bräuchten wir weder die Medizin noch die Psychotherapie und auch keine Quantenheilung. Warum also tut unser Körper nicht einfach das, wozu er geboren ist und stellt automatisch die Harmonie wieder her? Die Antwort ist relativ einfach: Wir halten ihn davon ab!

Bevor sie nun den Autor und dieses Buch als verrückt abtun, überlegen sie bitte einmal das Folgende. Haben sie bei der Wiederholung der Übung nicht gedacht *Ich lasse mich nicht noch einmal in die Irre führen, diesmal dreht sich mein Bein schön weiter rechtsherum, weil ich es so will!*

Wahrscheinlich haben sie das gedacht. Und sicherlich haben sie es kaum glauben können, dass es nicht so einfach funktioniert hat. Sicherlich konnten sie den Fuß beim zweiten Versuch von seiner Linksdrehung wieder abbringen und ihn holprig und zackig hin und her wandern lassen. Zu einer harmonischen Bewegung konnten sie es jedenfalls nicht bringen.

Stress, seelische Belastungen, Überforderungen bringen den Körper aus dem Gleichgewicht und wir werden krank. Gewöhnlich versuchen wir dann, eine Heilung einzuleiten. Wir denken über die Erkrankung nach. Wir gehen zum Arzt oder zum Psychotherapeuten. Wir versuchen, den Gleichklang, die Harmonie im Organismus durch Überlegungen, durch Gedanken und Handlungen wieder herzustellen. Das ist grundsätzlich richtig. Natürlich sollten sie, liebe Leserinnen und Leser immer zu einem Arzt oder Heilpraktiker gehen, wenn sie sich krank fühlen. Gleichzeitig könnten sie aber ganz viel für ihre Genesung tun, indem sie einmal nichts tun. Das klingt schon wieder recht merkwürdig, stimmt aber. Wir könnten ein Medikament einnehmen und dann loslassen und nichts tun. Unserem Körper die Arbeit damit überlassen, sodass er seine natürliche Harmonie wieder finden kann. Wir tun aber immer noch mehr. Wir arbeiten weiter ohne uns Ruhe zu gönnen. Wir setzen uns Belastungen aus, die wir nicht wirklich imstande sind zu ertragen. Wir sorgen für weitere Disharmonie. Dann denken wir ständig daran, wieder gesund sein zu wollen. Wir beschäftigen uns mit dem Gedanken, wie uns die Krankheit stört, woran sie uns hindert. Und immer wieder bauen wir dabei ein Bild davon auf, wie wir sein wollen. Was wir wieder können wollen, wie wir uns wieder fühlen wollen. Wir versuchen alles zu beschleunigen.

Das wirkt sich dann etwa so aus, als wenn wir immer stärker und stärker versuchen, das Bein zu zwingen, sich weiter nach rechts zu drehen. Schön rund und harmonisch. Gleichzeitig soll der Arm die Zahl 6 schreiben.

Tun wir das in unserer Übung, so kommen wir einfach nicht zu einer harmonischen Bewegung.

Noch einmal zur Übung. Harmonisch wird es von selbst, wenn wir nichts Besonderes mit unserem Bein machen. Es bewegt sich selbst harmonisch linksherum. Wenn wir natürlich glauben, dass die Rechtsdrehung der gesunde Zustand wäre, dann müssten wir die 6 spiegelverkehrt in die Luft schreiben. Dann dreht sich das Bein sehr bald schon harmonisch nach rechts. Nur ändert sich dann die Richtung des Armes.

Auf Krankheiten bezogen stellen wir schnell fest, dass unser Körper ein komplexes System ist, dass wir hier und da zur Richtungsänderung zwingen können, was jedoch immer bedeutet, dass ein anderer Bereich des Körpers auch seine Richtung ändert. Wenn es uns gelingt, wirklich freien Lauf zu lassen, kann die Harmonie sich natürlicherweise einstellen, wie in der Übung. Wir müssten allerdings tatsächlich loslassen. Und nicht über den Weg nachdenken, den der Körper dann geht.

Gedanken sind bereits Richtungsänderungen. Ein Zielgedanke wie beispielsweise *Ich möchte schmerzfrei sein und mein Kniegelenk wieder frei bewegen können*, ist in Ordnung. Es ist ein Gedanke, der bedeutet *Ich möchte wieder Harmonie erle-*

ben. Doch dann geht es weiter. Wir probieren, ob es schon besser geworden ist. Wir bewegen das Knie nach der Behandlung, vielleicht ja auch während der Behandlung. Wir beschäftigen uns in unseren logischen, planenden Gedanken mit dem Lösungsweg. Wir könnten aber unseren Körper selbst daran arbeiten lassen.

Wer Quantenheilung für andere anbieten möchte, kann seinen Körper und die eigene Fähigkeit, Harmonie herzustellen, ohne etwas zu tun, nutzen.

Denken Sie noch einmal an den ersten Durchgang des Experimentes. Die Harmonie hat sich eingestellt, obwohl das überhaupt nicht ihre Absicht war. Halt das stimmt nicht! So würden es viele im Alltagsverständnis beantworten. Es ist aber falsch. Richtig geht es so: Die Harmonie der gleichlaufenden Bewegung hat sich nur deshalb so selbstverständlich und schnell eingestellt, weil sie nicht darüber nachgedacht haben. Weil sie gar nichts vorhatten. Sie haben einfach die Übung gemacht und keine eigenen Ziele verfolgt.

Sie werden sehen, wenn sie dieses Buch zu Ende gelesen haben, dass das der Weg der Quantenheilung ist. So einfach? Ja, so einfach!

Schritt 2 - Das reine Bewusstsein

Wer sich mit Quantenheilung befasst stolpert früher oder später über den Begriff des reinen Bewusstseins oder der reinen Bewusstheit. Worum es geht und warum es so wichtig ist, zeige ich ihnen in ihrem zweiten Schritt auf dem Weg zur Quantenheilung

---

Übung

Setzen sie sich ganz bequem auf einen Stuhl oder legen sie sich bequem hin. Schließen sie die Augen und atmen sie einige Male ein und aus. Stellen sie sich vor, wie einige Wolken vorbei ziehen und ihre Gedanken mitnehmen. So wird es dann etwas ruhiger in ihnen und dann stellen sie sich selbst folgende Fragen nacheinander:

- Woran denke ich gerade?
- Was wird mein nächster Gedanke sein?
- Warum denke ich gerade daran?
- Was hätte mir sonst wohl einfallen können?

Nun stehen sie wieder auf und beantworte sie doch einmal diese Frage: Was haben sie jeweils in der, wenn auch kurzen, Zeitspanne zwischen dem Lesen der Frage und dem Formulieren der Antwort gedacht?

Sie wissen es nicht? Ich schon, sie haben gar nichts gedacht. Sie waren dennoch bei Bewusstsein. Wir sind es gewöhnt immer irgendetwas zu denken. Dennoch gibt es zahlreiche Momente, in denen wir an nichts denken. Diese Momente sind kurz. Es sind die Augenblicke des reinen Bewusstseins. Bewusstsein ist zunächst einmal in der Vorstellung der modernen Quantentheorie immer da. Es ist jedoch völlig ungeformt und wertfrei. Jeder Gedanke entspringt dem reinen, ganz ursprünglichen Bewusstsein und verlässt es dabei. Wir können das reine Bewusstsein nicht wirklich erleben, denn wir erleben nur irgendetwas, wenn wir denken. Wir können aber trainieren, diese Zeitspanne des reinen Bewusstseins zu verlängern und schließlich zu erleben, wie das Denken nach einer Pause des *Nichts* wieder einsetzt. So spüren wir das reine Bewusstsein auf indirektem Wege.

In dem Moment, in dem wir eben nichts denken, können wir natürlich nicht darüber nachdenken oder ein Gefühl dazu entwickeln. Das wäre ja dann schon jeweils ein Denkvorgang und kein reines Bewusstsein mehr.

Es geht mir hier aber nicht um die Quantenphysik. Das überlasse ich den Gelehrten auf diesem Gebiet. Entscheidend für uns ist es, dass es ein Bewusstsein vor dem Denkprozess gibt. Und genau in diesen Momenten des reinen Bewusstseins gibt es auch keine lenkenden oder blockierenden Aspekte in uns drin. Es kann sich Harmonie herstellen, ohne durch Gedanken, Absichten, Gefühle oder Handlungen abgelenkt zu werden.

Was hat dieser Zustand des reinen Bewusstseins nun mit Heilung zu tun? Wenn wir lange Zeit in diesem Zustand verweilen können, geschieht Heilung von selbst. Unser Organismus harmonisiert sich selbst. Wir können jedoch nicht so einfach in diesem Zustand bleiben. Mit täglicher Übung gelingt es schon bald, die Zeitspanne des Nichtdenkens erheblich zu verlängern und ein immer deutlicheres Gefühl für das Vorhandensein des reinen Bewusstseins zu entwickeln.

Machen sie die Übung immer wieder. Mit Hilfe der Frage *Woher kommt mein nächster Gedanken?* Oder *Was denke ich wohl als nächstes?* provozieren sie eine Pause, sie stoppen ihre Gedanken kurz ab und spüren das reine Bewusstsein. Sie wissen, dass es da ist. Es ist die Quelle aller Energie und jeder Möglichkeit der Harmonisierung. Das reine Bewusstsein kann Harmonie herstellen und Dysbalancen, die zu Krankheiten geführt haben, wieder ausgleichen. Doch wie?

Wenn das reine Bewusstsein die Kraft hinter jeder Materie ist, und so könnte man es einmal auf eine kurze alltagstaugliche Formel reduzieren, dann scheint es oft blockiert zu sein. Warum sonst setzt die Selbstheilungskraft nicht bei jedem automatisch ein. Doch woher kommt die Blockade? Wir haben schon darüber gesprochen, dass sie aus dem Denken und Fühlen und Handeln eines Menschen kommt. Gedanken können sich widersprechen, sie können negative Absichten haben oder gegen die eigenen Gefühle ankämpfen. Wie kommen wir also an dieses reine Bewusstsein heran, um es nutzbar zu machen. Wie bringen wir diese ursprüngliche Selbstharmonisierungsmaschine zum Laufen?

Genau genommen läuft sie ja immer. Es stellt sich eher die Frage, wie wir sie mit den aus dem Gleichklang geratenen Bereichen des Körpers oder der Psyche wieder verbinden, um dort eine Harmonisierung zu erleben. Das ist einfacher als sie jetzt vielleicht denken. Wir arbeiten hierzu über unsere Wahrnehmung.

Schritt 3 - Wahrnehmung

Die Wahrnehmung erfolgt zunächst einmal über unsere Sinne. Wir können beispielsweise einen Gegenstand sehen oder wir hören ein Geräusch. Oder wir ertasten und fühlen einen Gegenstand, riechen oder schmecken etwas.

Übung

Setzen sie sich bequem hin und atmen sie einige Male tief durch. Lassen sie ein wenig Ruhe einkehren und entspannen sie sich mit einigen weiteren Atemzügen. Nun greifen sie mit Daumen und Zeigefinger der rechten Hand den kleinen Finger der linken Hand und drücken sie zu. Drücken sie so fest, dass es etwas weh tut, aber auszuhalten ist. Halten sie das zehn Sekunden und lassen sie dann los.

Machen sie das Gleiche noch einmal und sobald der kleine Finger sich wieder gut anfühlt, beantworten sie die Fragen auf der nächsten Seite. Sehen sie nicht vorher nach. Machen sie die Übung und sehen sie sich dann die Fragen an.

Nun beantworten sie folgende Frage: *Wie hat sich der zusammengedrückte kleine Finger angefühlt?* Er hat mehr oder weniger weh getan. Das ist keine Überraschung. Doch wie sieht es mit dieser Frage aus: *Wie hat sich der andere kleine Finger in demselben Moment angefühlt?*

Antworten sie nicht zu schnell. Wenn sie nun behaupten, dass er sich gut angefühlt hat, ist das eine einfache Schlussfolgerung. Hätte er mehr geschmerzt als der gedrückte Finger, wäre es ihnen wohl aufgefallen. Aber wie hat er sich denn jetzt angefühlt? War er warm oder kalt? War er etwas angespannt oder völlig locker? Sie wissen es nicht. Das stört den kleinen Finger nicht. Es wurde ihm vielleicht sogar zum Vorteil, denn mit einer gezielten Aufmerksamkeitslenkung könnten sie ihn veranlassen, etwas Falsches zu tun.

Lassen sie uns die Übung etwas verändern, damit sie sehen, worauf ich hinaus will. Lesen sie die Beschreibung der Übung durch und führen sie diese ganz exakt nach Anweisung durch. Diesmal brauchen sie keine anschließende Frage zu beantworten. Sie dürfen die entscheidende Frage schon während der Übung stellen und sie unmittelbar beantworten.

Übung

Setzen sie sich bequem hin und atmen sie einige Male tief durch. Lassen sie ein wenig Ruhe einkehren und entspannen sie sich mit einigen weiteren Atemzügen. Nun greifen sie mit Daumen und Zeigefinger der rechten Hand den kleinen Finger der linken Hand und drücken sie zu. Drücken sie so fest, dass es etwas weh tut, aber auszuhalten ist.

Halten sie den Finger gedrückt und schätzen sie ein, wie er sich anfühlt. Er tut weh? Gut! So halten bitte. Jetzt achten sie auf den anderen kleinen Finger. Nur auf den anderen kleinen Finger. Achten sie ungefähr 10 Sekunden lang auf den anderen kleinen Finger, auf dem kein Druck lastet und lassen sie dieses Gefühl wirken.

Dann lenken Sie ihre Aufmerksamkeit wieder auf den gedrückten Finger. Wie fühlt er sich nun an?

Haben sie es bemerkt? Vielleicht ist es auch an ihnen vorbei gerauscht. Dann machen sie es noch einmal. Nachdem sie sich 10 Sekunden auf den entspannten Finger konzentriert haben, hat ihr

Druck auf den anderen nachgelassen. Probieren sie es gerne noch einmal. Konzentrieren sie sich auf den armen gedrückten Finger, so drücken sie ziemlich fest. Lenken sie die Aufmerksamkeit auf den anderen entspannten, so lassen sie unbemerkt etwas los. Sie neigen dazu, Harmonie herzustellen, obwohl sie etwas anderes vorhatten.

Warum ist das so? Weil sie nicht darüber nachgedacht haben. Mit der Lenkung der Aufmerksamkeit auf den entspannten Finger, hat ihr reines Bewusstsein die Harmonisierung angestoßen, die von ihm ausgeht. Nicht schlecht, oder?

Vielleicht ist ihnen das zu banal. Möglicherweise denken sie, das hätte nichts mit Quantenheilung mit Heilung überhaupt zu tun. Doch, so einfach ist das Grundprinzip.

Sicherlich hatten sie schon einmal irgendwo am Körper Schmerzen. Stellen sie sich beispielsweise ein schmerzendes rechtes Knie vor. Wenn wir den Schmerz spüren, denken wir daran, wie weht es doch tut auf der rechten Seite. Wir denken einfach nicht daran, dass das linke Knie und andere Körperteile sich in dem gleichen Moment gut anfühlen. Würden wir es tun, so könnte unser Bewusstsein, das reine Bewusstsein ohne Gedanken und Gefühle, den Schmerz lindern.

Eigentlich kennen wir das alle aus dem Alltag. Manchmal spüren wir dann die Schmerzen des verdrehten Knies überhaupt nicht, weil wir mit etwas anderem beschäftigt sind. Dann allerdings kommt der Schmerz oft brutal zurück und zeigt uns am Abend, dass wir das Knie hätten schonen sollen. Zwar haben wir nichts gespürt, weil die Gesellschaft, die wir hatten so lustig war oder unsere Konzentration auf irgendetwas gelenkt war, das für uns große Bedeutung hat, dennoch scheint die Dysbalance weiter angehalten zu haben.

Es hat sich keine anhaltende Harmonie hergestellt. Warum nicht? Weil wir nicht wirklich im Kontakt mit dem reinen Bewusstsein waren. Weil wir seine Energie nicht angezapft haben. Sie ist da aber sie ist ungeformt. Sie kann sich heilend auswirken, sie muss aber zugänglich gemacht werden.

Wenn wir uns selbst oder anderen mit Quantenenergie heilen wollen, müssen wir sensibel werden für Ungleichgewichte. Wir müssen in der Lage sein, immer wieder und ohne großen Aufwand zu spüren, das ein Finger schmerzt und der andere nicht. Wir müssen in der Lage sein, beide gleichzeitig wahrzunehmen. Meist wissen wir nur, dass einer weh tut und einer nicht.

Schritt 4 - Synchronisation

Die entscheidende aber gleichzeitig recht einfache Aufgabe für alle Quantenheiler besteht darin, zwei verschiedene Körperbereiche gleichzeitig erleben zu können. Auch wenn es relativ leicht eingeübt werden kann, ist es nicht so, dass wir das sowieso immer machen.

Es geht meist nicht auf Anhieb, zu sagen ob zwei Körperteile sich gleich oder unterschiedlich anfühlen? Wie sieht es beispielsweise mit dem Temperaturgefühl in ihrer rechten Hand und im linken Fuß aus? Gleich oder unterschiedlich? Wie schnell können sie das beantworten?

Um das Temperaturgefühl einschätzen zu können, konzentrieren wir uns zuerst auf die Hand und dann auf den Fuß oder umgekehrt. Aber wirklich auf beide gleichzeitig? Nein, das tun wir nicht – nicht ohne Übung. Es ist aber möglich. Wenn wir es schaffen, uns auf beide Körperteile gleichzeitig zu konzentrieren, so gleichen sich die Gefühle schrittweise aneinander an, wenn wir das wollen. Die Energie des reinen Bewusstseins erledigt das für uns. Indem wir nur auf die Empfindung in beiden Teilen achten, lenken unsere Gedanken nichts. Wir warten einfach ab.

Vorher jedoch sollten wir üben, zwei Körperteile gleichzeitig und vor allem gleich intensiv wahrzunehmen.

Übung

Setzen sie sich wieder bequem hin und werden sie ruhig.

Nun achten sie auf das Gefühl in der rechten Hand.

- Wie fühlt sie sich an?
- Spüren sie ein Kribbeln?
- Ist die Haut gespannt oder relaxt?
- Fühlt sie sich warm an oder kühl?
- Spüren sie vielleicht sogar einen Pulsschlag in der Hand oder den Fingern?

Spüren sie einfach, wie sich die Hand anfühlt. Konzentrieren sie sich drei Minuten lang nur auf diese Hand!

Danach machen sie bitte das Gleiche mit ihrem linken Fuß. Konzentrieren sie sich ganz auf den linken Fuß und nur auf ihn. Spüren sie, wie er sich anfühlt. Machen sie das ebenfalls für etwa drei Minuten.

Anschließend lenken sie die Konzentration wieder zur rechten Hand, diesmal für etwa eine Minute.

Und noch einmal zum Fuß, auch wieder für eine Minute. Nur auf den Fuß konzentrieren und spüren, wie er sich anfühlt.

Und nun probieren sie bitte, beide gleichzeitig wahrzunehmen. Achten sie auch wieder darauf, wie sich beide anfühlen. Spüren sie die Unterschiede und warten sie ab. Nehmen sie beiden Körperteile einfach wahr und fühlen sie, was sie in beiden empfinden. Warten sie bis beide sich gleich anfühlen. Warten sie, bis sich das Gefühl von Hand und Fuß aneinander angleichen.

Wiederholen sie diese Übung regelmäßig. Sie ist der Schlüssel zum Erfolg mit Quantenheilung. Anfangs ist es etwas ungewohnt, wirklich gleichzeitig Hand und Fuß wahrzunehmen, wenn beide gleich intensiv wahrgenommen werden sollen. Mit etwas Übung ist es dann ganz leicht. Die beiden Gefühle werden synchronisiert. Sie sind schließlich im Gleichklang, sie sind harmonisch.

Das soll dann Heilung bewirken? Ja, es *ist* Heilung! Probieren sie es aus, und sie werden sehen, dass es tatsächlich leicht ist, eine Harmonisierung anzustoßen. Wenn sie regelmäßig mit dieser Übung arbeiten, erleben sie die schrittweise Harmonisierung Ihres Organismus. Sie schwingen immer harmonischer und die heilende Kraft ihres reinen Bewusstseins kann sich immer besser auswirken.

Entscheidend ist dabei, dass sie die Zielvorstellung der Harmonie haben, sich also einfach wünschen, dass zwei Körperbereiche sich gleich anfühlen sollen. Dann achten sie nur noch auf das Gefühl in beiden Körperteilen und warten bis es sich tatsächlich gleich anfühlt. Das stößt einen anhaltenden Prozess der Synchronisation an, der Heilung von Schmerzen oder Krankheiten bewirken kann. Das kann bei schweren Krankheiten natürlich etwas dauern. Regelmäßige Selbstbehandlung ist hier auf jeden Fall hilfreich. Und zudem ist sie leicht durchführbar.

Gehen sie dennoch zu ihrem Arzt oder Heilpraktiker. Ergänzen sie deren Behandlung einfach mit Hilfe der Quantenheilung, die ihre Selbstheilungskräfte freisetzt. Die harmonisierende Wirkung lässt auch deren Behandlung intensiver und nachhaltiger wirken.

Schritt 5 - Selbstheilung

Machen sie die Synchronisationsübung immer wieder und verändern sie dabei die Körperteile. Probieren sie es mit beliebigen Körperteilen. Fühlen sie die Unterschiede und warten sie ab, bis sich das gleiche Gefühl in beiden Bereichen einstellt. Wenn sie nichts anderes tun als auf die Empfindungen in den beiden Bereichen zu achten, an gar nichts anderes denken als an die wahrgenommenen Gefühle, dann stellt sich die Harmonisierung ein. Wenn sie nicht versuchen, Energie zu steuern oder irgendwie aufzufordern, dann wirkt das ursprüngliche Bewusstsein, dass harmonisierend wirkt. Das genügt schon, um die Selbstheilung in Gang zu setzen.

Wie wird es nun konkret gemacht? Welche Stellen des Körpers eignen sich besonders gut, welche weniger? Hier bleibt die Selbstheilung ebenfalls einfach. Es spielt nämlich nicht wirklich eine Rolle, welche Körperteile genommen werden. Sie müssen sich nur unterschiedlich anfühlen. Das ist aber meistens der Fall, wenn nicht schon vorher eine Synchronisation stattgefunden hat.

Wenn es einen schmerzhaften oder kranken Körperteil gibt, kann dieser natürlich gut als ein

Konzentrationspunkt genommen werden. Ein beliebiger, gesunder Bereich kann als zweiter Bereich dienen. Bei einem schmerzhaften Ellenbogen ist es natürlich am einfachsten ihn und den gesunden Ellenbogen zu nehmen und dann die Synchronisation wie in der Übung beschrieben vorzunehmen. Genauso gut können sie aber auch als Stellvertreter dafür das rechte und das linke Knie benutzen. Auch dann wirkt sich die Harmonisierung auf den gesamten Körper und damit auch auf den schmerzhaften Ellenbogen aus.

Es kann sogar oft besser sein, nicht den schmerzhaften Körperbereich zu nutzen, da die Schmerzen im rechten Ellenbogen die Konzentration auf den anderen erschweren können, wenn man noch ungeübt ist. Wie auch immer sie es betreiben wollen, es funktioniert sowieso.

Bleiben sie einfach locker und probieren sie es unvoreingenommen aus. Warten sie ab und sehen sie, was passiert.

Die Selbstheilung kann einige Tage andauern. Erwarten sie nicht gleich, dass schwere Erkrankungen über Nacht verschwinden. Jeder Organismus hat sein eigenes Tempo beim Wiederherstellen der Harmonie.

Ein großer Vorteil der Quantenenergie besteht darin, dass sie damit nichts verschlimmern oder zerstören können. Was tun sie schon? Sie fühlen sich in zwei Körperteile ein und sind sich dieser beiden Teile gleichzeitig bewusst. In der Tat kann man das nicht gerade als aktive Heilung bezeichnen. Jedenfalls nicht in dem Sinne, dass sie eine heilende Handlung vornehmen. Die Heilung geschieht durch das reine Bewusstsein, durch die Energie, die dem Organismus immer innewohnt. Sie lassen sie nur ihre Wirkung entfalten.

Es gibt noch eine andere Technik, die sie benutzen können. Vielleicht fällt es ihnen leicht, die Synchronisationsübung mit den Händen zu machen, und andere Körperteile sind schwieriger zu erfühlen. Arbeiten sie dann einfach mit ihren Händen und legen sie sich selbst die Hände auf. Wenn sie anderen bei der Aktivierung der Selbstheilungskräfte helfen möchten, können sie genauso arbeiten.

Machen sie hierzu jeden Tag mehrmals die Synchronisationsübung für beide Hände. Sie gewöhnen sich damit sehr schnell daran, zu spüren, wie ihre Hände sich anfühlen und wie sich das Gefühl darin verändert. Sie lernen zu fühlen, wie beide Empfindungen sich aneinander angleichen. Legen sie eine Hand auf den schmerzhaften oder kranken Bereich ihres Körpers und die andere auf eine Stelle, die sich gut und gesund anfühlt. Und nun spüren sie, was ihre Hände fühlen. Werden sie sich ihrer Hände voll und ganz bewusst.

Achten sie darauf, immer beide gleichzeitig wahrzunehmen und zu fühlen. Nach etwas Übung geht das ganz leicht. Und achten sie darauf, wie sich das Gefühl verändert, wie sich beide Hände aneinander angleichen. Wenn sie das Gefühl haben, beide Hände spüren das Gleiche, ist der Aktivierungsprozess bereits erfolgt. Diese Gefühlsangleichung kann nur erfolgen, weil Energie fließt. Heilende Energie. Dieser Gleichklang der Hände spiegelt den Gleichklang im tiefen Inneren, der heilend wirkt.

Sie können die Hände auch in etwa zehn Zentimeter Entfernung über die beiden Körperstellen halten. Es funktioniert genauso.

Probieren sie das alles bitte einfach aus und entscheiden sie dann, ob sie mit Quantenenergie arbeiten möchten. Sie müssen nicht daran glauben, um eine Wirkung damit zu ermöglichen. Es funktioniert, wenn sie sich beide Hände bewusst machen. Das ist dann schon genug.

Schritt 6 - Heilung für andere

Um anderen zu helfen, müssen sie drei Aspekte berücksichtigen bzw. drei Fähigkeiten aufbringen.

Zunächst einmal müssen sie in der Lage sein, sich selbst zu synchronisieren. Das ist ja mit etwas Übung relativ einfach. Machen sie am besten vor ihren Sitzungen mit Klienten ihre Synchronisationsübungen. So kommen sie in einen ruhigen und energetisch positiven Zustand. So werden sie am ehesten frei und können loslassen. Je mehr sie in diesen Zustand hinein kommen können, umso positiver sind ihre Gefühle und damit der Energiefluss.

Denn das ist die zweite Bedingung. Sie müssen frei von einem Heilzwang oder einem Heilungswillen sein. Es geht nur darum, ihre Möglichkeiten zur Verfügung zu stellen, ihre Fähigkeit der Synchronisation und damit der Aktivierung ihres reinen Bewusstseins und damit auch ihrer ureigenen Energie, die harmonisierend wirkt. Je häufiger sie üben, die Gedanken anzuhalten und damit immer wieder diese Lücke aufzuspüren, die wie ein Blick in das reine Bewusstsein ist, umso eher gelingt es ihnen auch von der

Vorstellung, selbst zu heilen oder helfen zu müssen, loszulassen.

Der dritte Aspekt, auf den es ankommt, ist die Zielvorgabe der Harmonisierung positiv zu formulieren. Es genügt, dies einmal zu tun. Sie können die Zielformulierung allerdings auch einige Male gedanklich wiederholen.

Angenommen, ein Klient hat Schmerzen im rechten Fußgelenk. Er möchte sich davon befreien und bittet sie um Hilfe. Dann formulieren sie zunächst einmal das Ziel. Das können sie in ihren Gedanken tun. Es gibt keine Notwendigkeit, es auszusprechen. Sie könnten folgende Formulierungen wählen:

Ein funktionierender rechter Fuß, der sich beim Auftreten sanft und angenehm anfühlt.

Ein stabiler rechter Fuß, der sich sicher bewegt und sich dabei wohl fühlt.

Formulieren sie nicht negativ. Sagen sie nicht innerlich in ihren Gedanken, was nicht sein soll:

Ein rechter Fuß ohne Schmerzen

Das wird zwar auch funktionieren, ist aber insofern ungünstig als offen bleibt, wie er sich am Ende anfühlen soll. Bei gründlicher Harmonisierung spielt das natürlich keine Rolle. Ist die ursprüngliche Balance des Organismus wieder hergestellt, dann stellt sich auch ein gutes Gefühl ein. Dennoch: Hier sind Menschen am Werk und auch der geübte Quantenheiler sollte ein möglichst präzises Bild von dem angestrebten Ziel im Kopf haben. Denn bei der Aktivierung der Selbstheilungskräfte anderer Menschen wird der Energiefluss bzw. die Harmonisierung, die in ihnen vorgeht, auf den Klienten übertragen. Ihre Harmonisierung ist jedoch sehr individuell und muss nicht dem Tempo des Klienten entsprechen. Auch können die geeigneten Zielzustände unterschiedlich sein.

Während ihr Organismus vielleicht einen robusten und festen Fuß anstrebt, weil sie Sportler sind, strebt der Fuß des Klienten möglicherweise eine sanfte und weiche Version an. Fragen sie also den Klienten, was sein Ziel ist und sprechen sie mit ihm darüber.

Entgegen einigen anderen Quantenheilern lege ich ihnen nahe, eine möglichst positive und präzise Formulierung zu wählen. Das ist bei Suggestionsanwendungen der Hypnosetherapeuten günstiger und bei der Energieheilung mit Quantentechniken auch. Natürlich sagen Klienten auf die Frage, wie sich der Fuß anfühlen soll am ehesten: schmerzfrei!

Sprechen sie in aller Ruhe mit ihrem Klienten. Wie genau soll der Fuß sich anfühlen? Robust und fest? Sanft und weich? Was passt zu seinem Körper? Formulieren sie dann das Ziel und sie werden sehen, dass es wesentlich intensiver wirkt.

Mehr Theorie müssen sie nicht kennen, um nun mit anderen Menschen zu arbeiten und ihnen bei der Aktivierung der Selbstheilungskräfte zu helfen.

Bei der Selbstheilung haben wir gesehen, dass sie mit der Konzentration auf verschiedene Körperteile eine Synchronisation, also einen energetischen Gleichklang anstoßen. Die Aktivierung der Selbstheilungskräfte eines Klienten erfordert nun, dass sie diese bei ihnen ablaufende Harmonisierung auf ihn übertragen. Das ist einfacher als es vielleicht klingt. Sie müssen dazu in Kontakt zu ihrem Klienten treten. Am günstigsten ist am Anfang der körperliche Kontakt durch Berührungen mit beiden Händen. Die Techniken dafür erkläre ich ihnen in den nächsten Kapiteln.

Heilungstechnik: Handauflegen

Auf das Gefühl ihrer Hände können sie sich verlassen. Sie üben am besten täglich mit der Synchronisation zwischen Hand und Fuß und zwischen linker und rechter Hand.

Mit den Händen gehen sie schließlich in Kontakt mit dem Klienten. Nachdem sie wissen, wo er Beschwerden hat, sprechen sie zunächst einmal mit ihm über den gewünschten Zielzustand. Diesen formulieren sie dann innerlich mit Hilfe einer positiven Aussage, die wir auch in Anlehnung an meditative Techniken *Affirmation* nennen können. Sprechen Sie gedanklich diese Affirmation einmal deutlich aus und lassen sie dann los.

Der Klient soll an irgendetwas Schönes denken und auf keinen Fall irgendwie versuchen, ihnen bei ihrer Arbeit zu helfen.

Legen sie nun die linke Hand auf die Körperstelle, die von den Beschwerden betroffen ist. Üben sie etwas Druck aus. Achten sie aber darauf, dass es für den Klienten nicht zu unangenehm wird. Spüren sie den Kontakt und werden sie sich ihrer linken Hand voll und ganz bewusst. Spüren sie in ihre Hand hinein, so wie sie es oft geübt haben. In ihnen fließt bereits die Energie der Harmonisierung. Der Ausgleich verschobener Energien läuft bereits. Gleichzeitig spüren sie die Energie des Klienten in ihren Händen, denn sie überträgt sich auf sie. Keine Angst, sie werden dadurch nicht aus ihrer Balance geraten. Da sie sich ganz in die Hand einfühlen, beschäftigen sie sich mit sonst gar nichts und lassen das reine Bewusstsein ungehindert seine Arbeit verrichten.

Legen sie nun die rechte Hand auf einen anderen Körperteil des Klienten. Es sollte eine Stelle sein, die sich subjektiv gut anfühlt. Auf jeden Fall wird sich diese Stelle anders anfühlen, denn der Klient ist nicht synchronisiert und energetisch auch nicht besonders harmonisch. Er wäre sonst nicht krank.

Nun werden sie sich ihrer rechten Hand voll und ganz bewusst und spüren tief in sie hinein. Nehmen sie das Gefühl der rechten Hand nun voll und ganz wahr. Sie sind nun bereits im Kontakt mit der Dysbalance des Klienten. In ihnen selbst fließt unverfälschte Energie, weil sie sich nicht mit ihr befassen. Sie können sich nicht einmal mit ihrer eigenen Energie beschäftigen, denn dann würde der Kontakt zur bewussten Wahrnehmung ihrer Hände nicht mehr bestehen.

Nehmen sie nun beide Hände gleichzeitig wahr. Machen sie es genauso, wie sie es viele Male geübt haben. Nehmen sie beide Hände gleichzeitig wahr und werden sie sich des Unterschiedes in beiden bewusst. Gehen sie ganz in die bewusste Wahrnehmung ihrer Hände hinein und warten sie einfach ab. Sie haben schon richtig gelesen. Warten sie einfach ab!

Das Gefühl verändert sich innerhalb von Minuten. Ihr Energiefluss, ihre innere Harmonisierungsbewegung überträgt sich auf den Klienten und stößt seine Harmonisierung an. Sein Organismus beginnt, sich selbst zu reorganisieren. Er strebt eine neue Balance an und richtet diese schrittweise ein.

Das dauert einige Minuten. Manchmal kann es bis zu 20 Minuten dauern, bis sich in beiden Händen das gleiche Gefühl einstellt. Vor allem bei psychischen Blockaden oder psychischen Störungen dauert es meist 10 bis 20 Minuten. Achten sie einfach auf das Gefühl in ihren Händen, das sich aneinander angleicht. Sobald sich beide Hände gleich anfühlen, können sie den Kontakt beenden. Der Organismus des Klienten arbeitet weiter. Er muss nicht direkt eine Wirkung spüren, obwohl dies häufig der Fall ist. Die harmonisierende Wirkung hält über Tage an und wirkt sich damit über längere Zeit aus. In regelmäßigen Abständen kann mit dem Klienten erneut gearbeitet werden und das Ganze wiederholt werden bis sich schließlich ein für ihn zufrieden stellender Zustand eingestellt hat. Das geht meist schneller als die Klienten es erwarten.

Es ist natürlich möglich, dass ein Klient nicht direkt berührt werden möchte oder dass sie selbst die Stelle, die von der Krankheit oder den Schmerzen betroffen ist, nicht berühren möchten. Es gibt nun mal Körperteile, die so intim sind, dass wir nicht gerne die Hand eines fremden Menschen minutenlang dort spüren möchten. Das ist kein Problem, denn sie müssen den Klienten nicht unmittelbar berühren. Sie können ihre Hände genauso gut etwa zehn Zentimeter über dem Körper in der Luft halten. Das sollten sie dann natürlich mit beiden Händen so machen, sonst stellt sich ein gleiches Gefühl nicht so gut ein.

Probieren sie einfach aus und erleben sie selbst, wie es sich anfühlt, beide Hände über dem Körper zu halten. Sie werden sehen, dass das ganz genauso funktioniert. Halten sie die Handflächen immer parallel zur Körperstelle.

Heilungstechnik: Fingerkontakt

Unsere Fingerkuppen sind äußerst empfindsam und feinfühlig. Das wird den meisten Menschen nur bewusst, wenn sie sich in der Küche in den Finger schneiden. Trotz Pflaster und schon bald einsetzender Wundheilung tut der Finger ständig empfindlich weh, wenn wir mit der Hand arbeiten oder hantieren.

Nutzen wir doch einfach das feine Gespür in den Fingerkuppen für eine Quantenheilung. Im Grunde genommen ersetzen wir einfach den Handflächenkontakt durch die beiden Zeigefinger unserer Hände.

Suchen sie zunächst einmal mit dem Zeigefinger der linken Hand eine Stelle im Bereich der Zone, die behandelt werden soll, die sich verspannt anfühlt. Üben sie auf diese Stelle etwas Druck aus, so dass der Klient es deutlich fühlt. Es sollte jedoch nicht zu unangenehm werden. Fragen sie also gerade bei Schmerbehandlungen, ob er das aushalten kann. Werden sie sich nun ihrer Fingerspitze bewusst. Machen sie es genauso wie mit der Hand. Gehen sie ganz in die bewusste Wahrnehmung der Fingerspitze im Kontakt mit dem Körper des Klienten.

Berühren sie nun mit dem Zeigefinger der rechten Hand eine andere Körperstelle. Wählen sie auch hier eine, die nicht von Schmerzen oder anderem Unwohlsein betroffen ist. Gehen sie genauso in dieses Gefühl hinein. Spüren sie nun ganz den rechten Zeigefinger.

Anschließend achten sie auf beide Finger und üben sie weiterhin etwas Druck auf die beiden Körperstellen aus. Ihr Energiefluss, der freie Fluss der ursprünglichen Energie ihres reinen Bewusstseins überträgt sich auf den Klienten, der sich bei dieser Technik genauso verhalten soll wie beim Handauflegen. Er soll überhaupt nichts machen, nicht helfen, nicht über die Krankheit nachdenken. Sagen sie ihrem Klienten, er soll an irgendetwas Schönes denken. Das lenkt ihn ab und hilft damit der ungehinderten Übertragung von Energie.

Das zunächst natürlich unterschiedliche Gefühl in beiden Fingerspitzen wird sich genauso angleichen wie das Gefühl der beiden Hände beim Handauflegen. Sobald sich ein Gleichklang eingestellt hat, können sie den Kontakt beenden. Den Rest erledigt der Organismus des Klienten in den nächsten Minuten, Stunden und Tagen. Auch bei der Fingertechnik muss der Körper nicht direkt berührt werden.

Fernenergie: Stellvertretertechnik

Ist Heilung auf eine große Distanz und möglicherweise ohne den Klienten zu kennen überhaupt möglich?

Ja, es ist möglich. Heilung im Sinne dieses Buches bedeutet Aktivierung der ursprünglichen Energie des Organismus eines Menschen. Diese Aktivierung lässt Selbstheilungskräfte frei werden, die jeden Genesungsprozess unterstützen können. Wie das in der Praxis erfolgen kann, haben wir mit den beiden Techniken des Handauflegens und des Fingerkontaktes gesehen.

Befinden wir uns allerdings viele Kilometer von einem Menschen entfernt, so ist das nicht möglich. Energie, vor allem die Energie des reinen Bewusstseins überbrückt diese Entfernung ohne Schwierigkeiten. Ohne eine physikalische Erklärung dafür zu erörtern, genügt es mir in diesem Praxisbüchlein, zu wissen, dass es geht und dass die gleiche Wirkung eintritt wie im direkten Kontakt.

Hierzu arbeiten wir mit einem Stellvertreter. Wir benötigen also eine Person, die wir im direkten Kontakt haben. Diese muss überhaupt kein eigenes Problem haben, das behandelt werden sollte. Sie muss auch keinerlei Gemeinsamkeiten mit dem eigentlichen Klienten haben. Das Geschlecht spielt ebenfalls keine Rolle.

Natürlich benötigen sie einige Informationen zu ihrem Klienten. Sie müssen wissen, welche Beschwerden er hat und welche Veränderung angestrebt werden soll. Mit diesen Informationen formulieren sie ihre Zielaffirmation. Dann stellen sie den Körperkontakt zu der Stellvertreterperson her. Arbeiten sie entweder mit Handauflegen oder mit der Fingertechnik. Das macht keinen Unterschied. Sie spüren auf jeden Fall unterschiedliche Empfindungen in ihren beiden Händen oder Fingerspitzen, die sich aneinander angleichen werden.

Auch hierbei können sie den Kontakt beenden, sobald beide Hände oder Finger sich gleich anfühlen. Der Stellvertreterperson kann das nicht schaden. Sie profitiert sogar davon, denn auch ihr Energiefluss bewegt sich dabei harmonisierend. Das ist übrigens auch immer bei demjenigen so, der die Quantenheilung vornimmt.

Es wird ihnen selbst mit der Zeit immer besser gehen, wenn sie regelmäßig für andere mit Quantenenergie arbeiten.

Fernenergie: Mentaltechniken

Möglicherweise haben sie ja nicht ständig eine stellvertretende Person zur Hand, der sie die Hände auflegen können, um einem entfernt lebenden Menschen zu helfen. Glücklicherweise gibt es andere Verfahren.

Die Kraft Ihrer Gedanken genügt, wobei sie natürlich etwas Übung brauchen. Die wichtigsten Übungen sind immer wieder das Aufspüren des reinen Bewusstseins durch Gedankenanhalten und die eigene Synchronisation über Hand - Fuß und linke Hand – rechte Hand.

Nehmen sie einfach ein Foto der Person, die die Energiebehandlung erfahren soll und berühren sie es mit beiden Fingerspitzen der Zeigefinger. Achten sie ganz genau auf das Gefühl in den beiden Fingern. Werden sie sich ihrer Finger voll und ganz bewusst. Der Rest läuft genauso ab wie im direkten Kontakt oder mit einem Stellvertreter. Die beiden Gefühle rechts und links in den Fingerspitzen gleichen sich aneinander an. Die Energie fließt. Bei ihnen und bei ihrem weit entfernt lebenden Klienten.

Haben sie kein Foto zur Hand können sie auch den Namen des Klienten auf ein Blatt Papier schreiben und dann ebenso vorgehen wie mit dem Foto.

Mit Übung geht es natürlich auch ohne Foto oder andere Hilfsmittel. Sie können sich den Körper des Klienten einfach vorstellen. Stellen sie sich einfach, am besten bei geschlossenen Augen vor, ihr Klient wäre bei ihnen. Stellen sie es sich vor, wie es üblicherweise bei ihren Klienten abläuft. Gehen sie einfach an den Platz, an dem sie mit Quantenenergie arbeiten. Nehmen sie den leeren Stuhl, der sonst von ihren Klienten benutzt wird oder stellen sie sich vor die leere Liege in ihrer Praxis.

Und nun legen sie die Hände auf. Genauso wie sie es sonst machen. Zuerst die linke, und werden sie sich dieser Hand voll und ganz bewusst. Dann legen sie die rechte Hand auf und werden sich ihrer bewusst. Achten sie auf das Gefühl in den Händen. Sie werden sehen, alles läuft so wie erwartet. Die beiden Gefühle gleichen sich aneinander an, und die Wirkung ist damit erfolgt. Vielleicht sieht es etwas merkwürdig aus, wenn sie Ihre Hände in die Luft halten und kein Klient da ist. Entscheidend aber ist, dass es funktioniert.

Natürlich können sie auch bei dieser Technik die Hände oder die Fingerspitzen benutzen. Achten sie auch hier darauf, immer wieder zu üben. Dann wird es immer leichter, mit Fernenergie zu arbeiten.

Schließlich ist es auch möglich, ausschließlich mit der Kraft ihrer eigenen Visualisierungen zu arbeiten. Das sollten sie allerdings erst mit wirklich guter Übung tun.

Setzen sie sich in Ruhe hin und atmen sie einige Male tief ein uns aus. Lassen sie Ruhe einkehren und machen sie ihre eigene Synchronisationsübung Hand – Fuß und linke Hand – rechte Hand. Dann legen sie ihre Hände mit den Handrücken nach unten locker auf ihre Oberschenkel und denken sie an ihren Klienten. Damit nehmen sie bereits auf einer energetischen Ebene Kontakt zu ihm auf. Gehen sie nun noch einmal in das Gefühl Ihrer Hände. Werden sie sich noch einmal ihrer linken Hand voll und ganz bewusst, die die Dysbalance ihres Klienten spürt. Dann gehen sie über zu der rechten Hand. Schließlich nehmen sie beide Hände wieder gleichzeitig wahr und die Harmonisierung läuft.

Welche Technik auch immer sie benutzen, das zunächst ungleiche Gefühl in beiden Händen oder in den Fingerspitzen gleicht sich aneinander an und die Selbstheilungskräfte sind aktiviert. Übung ermöglicht ihnen die Anwendung aller beschriebenen Techniken.

Arbeiten sie zunächst einmal mit Klienten, die sie im direkten Kontakt erleben. Nehmen sie Fernenergie dann etwas später hinzu, wenn sie mit dem Ablauf der Sitzungen sehr vertraut sind.

Sie haben nun die einfache Technik der Quantenheilung kennen gelernt und wissen bereits alles, was wirklich notwendig ist, um erfolgreich die Selbstheilungskräfte bei ihnen selbst und bei anderen zu aktivieren und in den richtigen, nämlich freien Fluss zu bringen. Im nächsten Kapitel betrachten wir noch einmal den gesamten Aufbau und Ablauf der Sitzungen und dann sollten sie einfach mit ihren Klienten beginnen. Denken Sie immer daran: Zerstören können sie nichts!

Die Sitzungen mit ihren Klienten

Bisher haben wir vor allem die Vorgehensweise des Synchronisierens und des direkten Kontaktes mit den Klienten betrachtet. Nun wollen wir noch etwas auf den Aufbau der einzelnen Sitzungen blicken, damit sie in ihrer Praxis auch entsprechend planen können. Wenn sie ohnehin schon lange mit Klienten arbeiten, werden sie vielleicht schon wissen, wie sie ihre Sitzungen gestalten. Vielleicht finden sie ja in diesem Fall dennoch einige Hinweise oder Anregungen.

Alle, die bisher noch nicht mit Klienten arbeiten, sollen es so einfach wie möglich haben. Daher beschränke ich mich auf das, was wirklich notwendig ist. Und das ist wirklich nicht viel. Mehr brauchen sie dann auch nicht. Ich empfehle ihnen folgende Schritte für jede Sitzung, in der sie mit Quantenenergie arbeiten.

- Eigene Synchronisationsübung
- Vorgespräch
- Eigene Kurzsynchronisation
- Anwendung beim Klienten
- Abschluss der Sitzung

Sie sollten vor der Begegnung mit dem Klienten bereits eine Synchronisation vornehmen, damit sie möglichst gute Empfindungen haben und schon in der richtigen energetischen Grundstimmung sind. Die Übung dauert ja nur einige Minuten. Wenn sie mit mehreren Klienten hintereinander arbeiten, genügt es, vor der ersten Begegnung die Übung zu machen.

Im Vorgespräch geht es darum, festzustellen, welche Beschwerden ihr Klient hat, um die richtige Formulierung bzw. Affirmation zu finden. Lassen sie dann etwas sanfte und ruhige Musik im Raum laufen, das unterstützt die Harmonisierung, weil der Klient zunächst etwas ruhiger wird und sich entspannt. Er kann sich dazu hinsetzen oder hinlegen. Sie können also entweder mit einem Stuhl oder mit einer Liege arbeiten.

Lassen sie den Klienten die Augen schließen. Er soll in seinen eigenen Bildern etwas tagträumen, einfach an etwas Schönes denken. Schließen sie nun selbst die Augen und machen sie noch einmal eine Kurzsynchronisation für Ihre Hände.

Dann öffnen sie wieder die Augen und beginnen mit der Aktivierung beim Klienten, indem sie zunächst die positive Zielformulierung vornehmen. Diese sprechen sie gedanklich als Affirmation für ihren Klienten aus.

Danach gehen sie in Kontakt mit dem Klienten, indem sie wie bereits besprochen die Hände oder Finger auf den Körper des Klienten drücken. Zuerst nehmen sie den linken, dann den rechten Finger oder entsprechend die Hände.

Spüren sie nun voll und ganz die linke Hand. Werden sie ihrer Hand voll und ganz bewusst. Dann wechseln sie zur rechten Hand und machen dasselbe. Werden sie sich nur der rechten Hand bewusst. Anschließend konzentrieren sie sich auf beide Hände und fühlen den Unterschied bis sich beide Empfindungen angleichen. Das kennen sie bereits.

Nachdem sie den Kontakt zum Körper des Klienten beendet haben, folgt der Abschluss der Behandlung mit einem kurzen Nachgespräch. Oft tritt eine sofortige und deutlich spürbare Wirkung ein. Vor allem bei Schmerzen oder Bewegungseinschränkungen ist dies häufig der Fall. In den nächsten Minuten, Stunden und Tagen geht der Heilungsvorgang weiter.

Manchmal wird empfohlen, den Klienten vorher und nachher eine Einschätzung vom Ausmaß seiner Beschwerden vorzunehmen und diese auf einer Skala von 1 bis 10 einordnen zu lassen. Das können sie sicherlich machen. Es schadet dem Vorgang nicht. Ich halte es aber auch nicht für derart hilfreich wie es oft dargestellt wird. Entscheiden sie selbst.

Wenn sie wirklich nach der Zielformulierung von der Absicht der Veränderung oder Heilung loslassen können, was eine wichtige Voraussetzung für das Funktionieren des Ganzen ist, dann benötigen sie auch keine Schmerz- oder Beschwerdenskala. Klienten sagen häufig spontan, dass es sich schon viel besser anfühlt.

Lassen sie ihre Klienten einfach in der nächsten Sitzung berichten, was in der Zwischenzeit geschehen ist. Die nächste Sitzung sollten sie nach frühestens drei Tagen und spätestens nach einer Woche planen. Geben sie der Quantenenergie Zeit zum Einwirken.

Wie viele Sitzungen schließlich notwendig sind, hängt sehr stark vom tatsächlichen Problem des Klienten ab und davon, wie viele Störungen in seinem Alltag den Energiefluss beeinträchtigen. Entscheiden Sie gemeinsam mit ihrem Klienten, wann die Behandlung beendet werden sollte, weil er sich wieder gesund fühlt.

Behandlung psychischer Probleme

Psychische Probleme können ebenfalls mit Hilfe der Quantenenergie behandelt werden. Ich selbst arbeite als Heilpraktiker für Psychotherapie mit genau dieser Methode, die andere psychotherapeutische Verfahren ergänzt.

Wie kommen wir über den Körper an die Psyche oder die Seele heran? Nun, das ist wiederum viel einfacher als man denken mag. Es ist ja inzwischen bekannt, dass seelische Befindlichkeiten sich im Körperlichen auswirken und umgekehrt. Wir wissen heute, dass es nicht nur psychosomatische Krankheiten gibt, also solche, die vor allem durch seelische Belastungen zustande oder zum Ausbruch gekommen sind. Heute wird auch von der Schulmedizin grundsätzlich davon ausgegangen, dass seelische Faktoren immer einen Einfluss auf körperliche Krankheiten haben. Selbst der Verlauf und die Heilungsaussicht von Virusinfektionen wird von der seelischen Stabilität oder Verletzlichkeit, von ihrem Zustand und ihrer Flexibilität mit beeinflusst.

Betrachten wir nun körperliche Gebrechen oder Einschränkungen, so stellen wir umgekehrt fest, dass diese sich auf die Psyche auswirken. Wir werden nervös, ungeduldig, entwickeln vielleicht Ängste oder depressive Verstimmungen. Unzählige Fallbeispiele hierzu könnte ich alleine aus meiner Praxis berichten. Hier soll es genügen festzuhalten, dass jedes körperliche Problem auf die Psyche wirkt und jedes psychische auf die körperliche Ebene.

Bezogen auf die Behandlung psychischer Leidenszustände mit Hilfe von Quantenenergie bedeutet dies, dass wir die Psyche auch über die körperlichen Veränderungen erreichen. Gerät die Psyche aus dem Gleichgewicht, so gerät auch der Körper aus dem Gleichgewicht. Lassen wir die ursprüngliche Energie des reinen Bewusstseins wieder frei und ungestört fließen. So spielt es keine Rolle, ob dieser Impuls der Veränderung von uns an den Klienten über die Körperebene oder über die Psyche vermittelt wird.

Die Vorgehensweise ist also identisch mit der bei körperlichen Störungen. Suchen sie sich einfach zwei Stellen am Körper des Klienten aus. Im Grunde genommen können es beliebige Stellen sein, denn beide werden nicht in dem gleichen Spannungszustand sein. Legen Sie dort die Hände oder Finger auf und machen sie dasselbe wie bei der bisher besprochenen Arbeit. Spüren Sie ihre Hände und warten sie einfach ab.

Meistens ist es auch so, dass Klienten mit deutlichen psychischen Schwierigkeiten körperliche Symptome benennen können. Wer kennt nicht die ewigen Verspannungen bei Stress und Ärger. Auch Menschen mit Angststörungen, Zwängen, Depressionen oder Belastungsstörungen haben die typischen Rückenschmerzen, Genickverspannungen, Magen-Darm-Beschwerden etc.

Fragen sie also ihren Klienten, an welchen Stellen ihres Körpers solche Verspannungen auftreten. Fragen sie einfach, ob es irgendwo Schmerzen oder Verspannungen oder Unwohlsein gibt. Fragen sie auch nach denen die nichts – oder eben scheinbar nichts – mit dem besprochenen und zu behandelnden Problem zu tun haben. Alles hat miteinander zu tun. Wir sind ein Gesamtorganismus. Die meisten Menschen wissen, dass psychische Belastungen sich auch im Körperlichen zeigen. Dennoch ist nicht immer die bewusste Verbindung zwischen den tatsächlichen körperlichen Missempfindungen und dem psychischen Problem beim Klienten vorhanden. Das hat oft damit zu tun, dass die Schulterverspannungen schon seit Jahren mehr oder weniger da waren, längst bevor die Person bemerkt hat, dass die Psyche so stark belastet ist. Oder das körperliche Unwohlsein ist scheinbar zufällig entstanden, weil der Klient auf der Treppe gestolpert ist und sich den Knöchel verstaucht hat. Fragen sie nach jedem Unwohlsein. Sie können dann die genannte Stelle mit der linken Hand berühren und eine neutrale Stelle mit der anderen.

Das muss aber nicht sein. Möglicherweise kann ein Klient auch kein wirkliches Unbehangen am Körper feststellen, weil er nicht richtig offen dafür ist. Wählen sie dann einfach zwei beliebige Punkte des Körpers.

Bei psychischen Problemen dauert der Vorgang der Aktivierung meistens etwas länger, insgesamt aber selten länger als 20 Minuten. Probieren sie es einfach aus. Sie werden ja von selbst feststellen, wann sich das gleichlaufende Gefühl in ihren Händen einstellt.

Der Ablauf der Sitzungen und des Handauflegens entspricht der bereits besprochenen Vorgehensweise.

Empfehlung von Wolfgang Zimmer

„Ein Blick hinter die Quantenenergie"

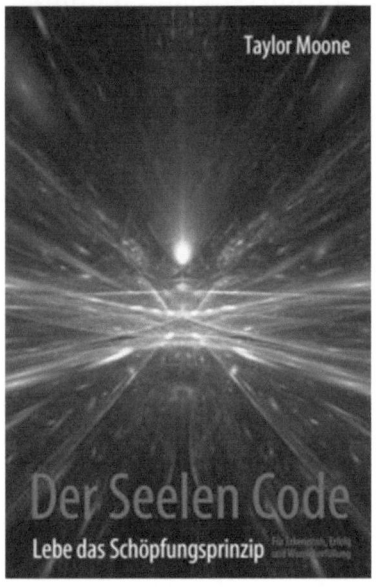

Taylor Moone stellt die menschliche Seele in den Mittelpunkt des göttlichen Schöpfungsplans. Mit seinen Ausführungen zum Wesen der menschlichen Seele, das er mit dem Seelen-Code greifbar macht, zeigt der Autor auf anschauliche Art und Weise, dass nicht Gott oder das Universum, sondern jeder einzelne Mensch die Schöpfung erfüllt. Die Seele selbst wird mit ihrem einfachen Code zum Grundprinzip der Schöpfung. Seine These besagt, dass jeder Mensch Glück, Erfolg und Wunscherfüllung erleben wird, wenn er den Seelen-Code erkennt.

Der Seelen Code - ISBN 978-3-8391-5363-5

Schlusswort

Ich hoffe, dass ich ihnen mit diesem kleinen Buch einen möglichst einfachen Eindruck von der Heilung mit Quantenenergie oder wie ich meist lieber sage mit der ursprünglichen Energie vermitteln konnte und sie das Ganze bereits selbst ausprobiert haben.

Vielleicht haben sie aber auch zuerst alles gelesen, um sich einen Eindruck davon zu machen, um was es hier überhaupt geht und ob es sich lohnt, die Übungen tatsächlich einmal selbst zu machen. Sollten sie immer noch skeptisch sein und eher an den Möglichkeiten zweifeln als sie interessant zu finden, mache ich dennoch einen letzten Versuch, sie zum Experimentieren zu verleiten.

Was verlieren sie schon, wenn alles nicht funktioniert? Probieren sie die Übungen, die sie vielleicht nur gelesen haben, doch einfach praktisch aus und sehen sie selbst, wie leicht sie durchzuführen sind. Ich versichere ihnen noch einmal, dass auch die Synchronisationsübung wirklich leicht ist. Einige Male durchgeführt, wird sie zum einfachen und angenehmen Vergnügen.

Da sie nichts zu verlieren haben und auch niemand je davon erfahren wird, dass sie sich mit dieser Selbstheilungs- und Heilungsmethode überhaupt befasst haben, wenn sie es nicht wollen, geben sie sich vielleicht einen Ruck und probieren es einmal unverbindlich, spielerisch und ohne Erwartung aus. Dann klappt es am besten.

Und ich verrate auch niemandem, dass sie es getan haben – versprochen!

Wenn sie schon die Übungen gemacht haben und bereits wissen, dass etwas dran ist an den Möglichkeiten der Quantenheilung, brauche ich ihnen keine aufmunternden Worte mehr mit auf ihren Weg zu geben. Sie wissen längst, was ihnen die Quantenenergie bringt.

Allen wünsche ich deshalb abschließend viel Erfolg und Zufriedenheit bei der Anwendung und Verbreitung dieser schönen Methode.